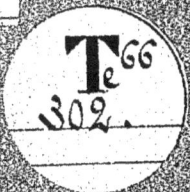

38

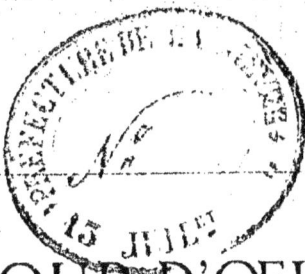

COUP-D'OEIL MÉDICAL

SUR L'ASILE DES ALIÉNÉS

DE

LA CHARITÉ-SUR-LOIRE (NIÈVRE)

COMPTE-RENDU

Présenté à MM. les Membres de la Commission de Surveillance

Par le Dr HILDENBRAND

Directeur-Médecin de l'Asile

LA CHARITÉ

IMPRIMERIE A. DEMONTOY

1878

COUP-D'OEIL MÉDICAL

SUR L'ASILE DES ALIÉNÉS

DE

LA CHARITÉ-SUR-LOIRE (NIÈVRE)

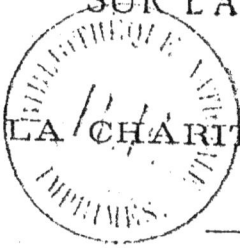

COMPTE-RENDU

Présenté à MM. les Membres de la Commission de Surveillance

Par le Dr HILDENBRAND

Directeur-Médecin de l'Asile

LA CHARITÉ

IMPRIMERIE A. DEMONTOY

1878

COMPTE-RENDU

MESSIEURS,

J'ai l'honneur de déposer sur votre bureau un Compte-rendu succinct du service général de l'Asile pour l'exercice 1877. Je me propose de résumer, en quelques pages, tout ce que j'ai dû formuler, soit dans mon Compte médical, moral et administratif, soit à l'occasion du budjet primitif de 1879, en ce qui concerne le résultat du traitement des aliénés, les améliorations effectuées et celles qu'il importerait de réaliser.

Permettez-moi de vous dédier ce petit travail ; c'est un hommage que je désire vous rendre, pour votre constante indulgence, votre bienveillant concours. Grâce à votre dévouement, à l'homogénéité de vues qui nous unit, l'Asile atteindra le degré de perfection que l'on est en droit d'exiger de l'instrument de traitement de la plus cruelle des maladies.

Le Directeur-Médecin,

Dr HILDENBRAND.

I. — Mouvement général de la population pendant l'année 1877

	H.	F.	D.S.
Au 1er janvier 1877, l'Asile renfermait.	142	181	323
Les admissions pour cette même année ont été de	52	75	127
Ce qui porte le nombre des aliénés traités à.	194	256	450
Le nombre des sorties s'est élevé à	12	10	22
Celui des décès à	23	21	44
De sorte que le chiffre des radiations est de	35	31	66
Et qu'il reste au 31 décembre	159	225	384

Le 1er janvier de l'année précédente, la population n'était que de 308 individus; elle est donc augmentée de 15 unités au 1er janvier 1877.

Si nous nous reportons en arrière, nous trouvons, par périodes quinquennales, les résultats suivants :

		H.	F.	D. S.
Existence au 1er janvier 1861	.	110	131	241
—	1866 .	121	150	271
—	1871 .	122	157	279
—	1876 .	134	174	308
—	1877 .	142	181	323

Ainsi, au 1er janvier 1861, on compte à l'Asile 241 aliénés, et 323 au 1er janvier 1877. Cet accroissement de la population de l'Asile est un phénomène général observé dans l'ensemble des établissements spéciaux en France, où le chiffre absolu des aliénés a presque quadruplé en 34 ans. Un résultat de même nature aurait été noté en Angleterre, aux Etats-Unis, en Ecosse en Suède.

Mouvement de la population des aliénés indigents de la Nièvre.

	H.	F.	D.S.
Effectif au 1er janvier	124	165	289
Admissions	22	17	39
Existences et admissions	146	182	328
Sorties	6	7	13
Décès	15	9	24
TOTAL des radiations	21	16	37
Effectif au 31 décembre 1877	125	166	291
Nombre de journées de présence	46011	60060	106071

Domicile des malades traités pendant l'année.

Nous nous proposons d'établir ici le rapport du nombre des aliénés au chiffre de la population du département, de classer les cantons par ordre de fréquence de l'aliénation mentale. Ce travail, que nous reproduirons chaque année, aura un jour pour résultat de faciliter la recherche des causes spéciales ou générales qui peuvent agir particulièrement dans telle ou telle circonscription du département, et, en éclairant la sollicitude de l'administration supérieure, il mettra peut-être un jour sur la voie de salutaires mesures.

Nos malades traités pendant l'année se répartissent, d'après le domicile, de la manière suivante :

	H.	F.	D. S.
Département de la Nièvre	163	191	354
— de la Seine.	24	56	80
Autres départements.	4	2	6
Domicile inconnu	3	7	10
TOTAUX.	194	256	450

DÉPARTEMENT DE LA NIÈVRE

En comparant le chiffre des aliénés traités pendant l'année au chiffre de la population du département, on arrive aux résultats suivants :

Population	Nombre des aliénés traités	Rapport du nombre des aliénés traités au chiffre de la population
339,917	354	1 aliéné sur 960 habitants

Il existe donc, dans le département, un aliéné traité à l'Asile sur 960 habitants.

ARRONDISSEMENTS

Arrondis. de Nevers, 1 aliéné traité sur 672 habitants.
— de Château-Chinon — 1,103 —
— de Clamecy — 1,333 —
— de Cosne — 1,404 —

CANTONS

Canton de Nevers 1 aliéné traité sur 385 habitants
— St-Pierre-le-Moùtiers — 670 —
— Fours — 734 —
— Luzy — 803 —
— St-Benin-d'Azy — 817 —
— Château-Chinon — 874 —
— La Charité — 878 —

— 6 —

Canton de Dornes	1 aliéné traité sur	978	habitants.
— Saint-Saulge	—	988	—
— Prémery	—	1,022	—
— Clamecy	—	1,050	—
— Decize	—	1,091	—
— Lormes	—	1,113	—
— Saint-Amand	–	1.178	—
— Pougues	—	1,199	—
— Moulins-Engilbert	—	1,285	—
— Tannay	—	1,309	—
— Montsauche	—	1,440	—
— Brinon	—	1,483	—
— Châtillon	—	1,548	—
— Corbigny	—	1,576	—
— Donzy	—	1,845	—
— Varzy	—	1,847	—
— Pouilly	—	2,534	—
— Cosne	—	4,013	—

Le canton de Nevers, ainsi qu'on le voit, est le plus mal partagé, et ce résultat est dû évidemment à l'existence, dans ce canton, d'une population plus dense. C'est ce qu'on observe partout : les circonscriptions territoriales qui renferment les plus grands centres de population agglomérée sont aussi celles qui fournissent le plus d'aliénés. La proportion des aliénés diminue au fur et à mesure qu'on s'éloigne des grands centres, surtout des grands centres industriels, pour se rapprocher des campagnes.

Le canton de Cosne est celui qui fournit le moins d'aliénés (1). Eu égard au nombre proportionnel insolite d'aliénés épileptiques et d'idiots que renferme l'Asile de La Charité, nous avons dressé, pour cette catégorie, des tableaux régionaux spéciaux. Il en résulte que la

---

(1) Les tableaux que nous avons dressés pour arriver aux résultats énoncés ci-dessus ne portent que sur les aliénés traités à l'Asile. Un nombre peut-être aussi grand d'aliénés sont traités à domicile; mais il est permis d'admettre que la proportion de cette catégorie d'aliénés marche, suivant les cantons, parallèlement à celle des aliénés traités à l'Asile, de sorte que, tout étant égal d'ailleurs, les résultats qui précèdent se rapportent à l'ensemble des aliénés de la Nièvre.

proportion de ces aliénés marche, suivant les cantons
à peu près parallèlement à celle des aliénés en général.
C'est le canton de Fours qui nous a fourni le plus d'idiots
et d'épileptiques, en seconde ligne celui de Nevers, puis
ceux de Dornes et de Saint-Pierre-le-Moutiers.

Forme de l'aliénation mentale des malades traités

pendant l'année.

	H.	F.	D.S.
Folie simple	109	130	239
Folie épileptique	20	34	54
Folie paralytique	22	16	38
Démence sénille	2	4	6
Démence organique.	1	5	6
Idiotie { simples.	32	42	74
épileptique	8	25	33
TOTAUX.	194	256	450

Le contingent d'épileptiques fourni par le seul département de la Nièvre est très-considérable.

En 1875, le Conseil général, dans le but de réduire la
population de l'Asile, avait créé, sur le budget des aliénés,
une ressource pour pouvoir faire soigner à domicile, par
leurs parents, les épileptiques non dangereux. En 1876,
un secours a été accordé à trois épileptiques pour leur
entretien à domicile, et aujourd'hui le nombre de ces
malades s'élève à cinq. Chacun d'eux reçoit un secours
annuel de 150 francs, indépendamment de celui qui leur
est accordé par l'administration municipale de leur commune. « Il serait à désirer, dit M. le Rapporteur à la
séance du 8 janvier 1878, au point de vue de l'humanité
et de l'économie, que cette mesure pût être appliquée au
plus grand nombre possible d'épileptiques. Nous vous
proposons de prier M. le Préfet de demander au nouveau
Directeur de l'Asile une étude sur l'état des malades qui
pourront être, conformément à votre décision, laissés dans
leurs familles. »

En ce qui concerne les épileptiques, le travail demandé

par le Conseil général a été fait. L'État remis à M. le Préfet contient, avec le nom de nos épileptiques, l'indication de la forme d'aliénation mentale, des complications et des circonstances aggravantes de la maladie.

Il résulte de l'investigation à laquelle nous nous sommes livré que tous nos épileptiques sont, à divers degrés et sous diverses formes, atteints d'aliénation mentale. En dehors de l'idiotie, de la démence, ou de certaines formes de mélancolie qui sont des états permanents, chez beaucoup de nos épileptiques la folie revêt une forme intermittente, en ce sens qu'elle se traduit par des accès qui suivent ordinairement les attaques d'épilepsie, ou les remplacent, avec intervalles plus ou moins lucides, et ce ne sont pas là les moins dangereux de nos aliénés. Presque tous nos épileptiques, y compris les idiots épileptiques, sont des fous très-dangereux pendant leurs accès, on peut dire les plus dangereux des aliénés. Quelques-uns sont simplement bruyants et malpropres ; mais ces manifestations complicatives de la folie épileptique font de ces malades des êtres repoussants et incommodes pour la tranquillité publique. Les idiots épileptiques sont souvent les pires des aliénés ; la lubricité est chez eux un phénomène caractéristique qui les rend dangereux pour la moralité.

Assurément, ce n'est point chez les aliénés épileptiques qu'il faut chercher les éléments propres à réaliser l'essai du traitement à domicile.

Ainsi, tous nos épileptiques actuellement en traitement sont aliénés et dangereux à divers degrés ; l'Asile ne pouvant recevoir que des aliénés ne saurait conserver aucun individu atteint d'épilepsie simple ; si, après un examen suffisant, un aliéné épileptique était reconnu non dangereux, il en serait référé à M. le Préfet, conformément au désir du Conseil général.

En ce qui concerne les aliénés non épileptiques, nous avons admis comme règle de conduite de débarrasser l'Asile du petit nombre d'aliénés incurables et inoffensifs pouvant être rendus à leurs familles. Nous devons dire que cette manière de faire nous a déjà donné des mécomptes.

Y a-t-il réellement des moyens pratiques de restreindre artificiellement la population d'un asile, et qu'elle est la valeur des mesures que l'on peut prendre pour opposer une digue au flot montant de l'aliénation mentale ?

Une mesure destinée à désencombrer les asiles a été tentée, par-ci par-là, mais sans succès. *Morel* raconte qu'à l'asile de Maréville l'administration reçut un jour l'injonction de faire une liste de 40 à 50 aliénés inoffensifs du sexe masculin qui pourraient être rendus à la vie commune. « L'application de la mesure, dit Morel, suscita des difficultés qu'on n'avait pas prévues. Sur le nombre des individus renvoyés, trois ou quatre seulement furent recueillis par leurs familles. Les parents des autres étaient décédés, ou il ne se trouvait que des collatéraux qui, aux termes de la loi, ne leur devaient aucun secours. D'un autre côté, les maires des communes auxquelles appartenaient ces malheureux, la plupart infirmes ou déments, idiots, imbéciles ou épileptiques, ne se souciaient pas de recevoir des hôtes incommodes dont ils s'estimaient heureux d'être débarrassés. Il advint donc que la presque totalité de ces infortunés furent réintégrés. Les uns revinrent seuls frapper à la porte de l'asile, les autres nous furent ramenés par la gendarmerie après avoir été trouvés errants sur les grandes routes ou dans les bois. »

Nous avons été témoin du même fait, en 1868, à l'asile de Stéphansfeld (Bas-Rhin). De 30 aliénés des deux sexes rendus à leurs communes ou à leurs familles deux moururent, une femme fut trouvée errante, exténuée de fatigue et de faim, les autres furent successivement réintégrés.

C'est que, il faut bien le reconnaître, parmi les incurables il en est qui ne sont inoffensifs qu'à l'asile et qui se sensibilisent sous l'influence de conditions différentes d'existence. Dans cette catégorie il faut placer les hypocondriaques sur qui la vue de sentiments contraires aux leurs aurait un douloureux retentissement, ceux dont les idées délirantes sommeillent, par suite de l'habitude d'un travail régulier et d'une vie paisible, mais qui verraient leur délire et leurs impulsions dangereuses se réveiller au bruit et aux excitations inévitables de la vie commune.

2

Qu'on fasse le relevé des événements malheureux dont les fous en liberté sont la cause, et l'énumération donnerait à réfléchir.

D'un autre côté, dans le cas d'incurabilité, l'Asile atténue singulièrement l'influence fatale de la maladie sur la durée vie. Cette influence salutaire est certaine. La mort, qui peut être déterminée par les affections mêmes qui ont produit le trouble des facultés mentales, peut encore être le résultat de maladies intercurrentes variées auxquelles l'aliéné est particulièrement exposé et dont le pronostic acquiert chez lui une gravité insolite. Il est donc nécessaire d'entourer un semblable malade de soins assidus et de le soumettre à des conditions spéciales de bien-être. Pour les indigents, nul ne le contestera, ces conditions ne se trouvent qu'à l'Asile; et ériger en règle générale le traitement à domicile des aliénés inoffensifs et incurables c'est vouloir soustraire le plus grand nombre de ces infortunés aux bienfaits de la loi du 30 juin 1838.

Une autre mesure, à laquelle on a souvent recours pour diminuer la population des asiles, c'est d'en restreindre l'accès aux seuls aliénés dangereux. Il est facile de comprendre qu'une pareille mesure ne peut aboutir qu'à un résultat diamétralement opposé à celui qu'on se propose.

En effet, la folie est une maladie, et l'Asile d'aliénés un hôpital pour traiter cette maladie. Aussi bien que tout autre mal qui vient assaillir l'homme et compromettre son existence, la folie exige un traitement prompt et énergique, et la chance de guérison décroît ici en raison directe de la durée antérieure de l'affection. C'est là une vérité banale, connue de toute antiquité et que vient confirmer l'observation de tous les jours. Mais, dans la majorité des cas, la condition première de tout traitement, condition qui, à elle seule, constitue souvent tout le traitement, c'est l'isolement. L'isolement, c'est l'éloignement du malade, pour un temps, du milieu qu'il a habité jusque-là, et dans lequel, et souvent à cause duquel, la maladie a pris naissance. La vie de famille, on ne peut assez l'affirmer, est le point de départ d'un nombre considérable de folies. Refuser, dans ce cas, d'y sous-

traire le malade, l'abandonner aux excitations qui ont
contribué à produire la maladie, c'est rendre tout traitement inutile, c'est faire appel à l'incurabilité. Or, à moins
d'admettre des conditions exceptionnelles d'aisance ou de
fortune, l'isolement ne trouvera de réalisation sérieuse
que dans une maison spéciale de santé. C'est dans ce
sens que l'on peut dire que la loi du 30 juin 1838 et
l'institution des Asiles sont pour la société un véritable
bienfait.

En s'inspirant de cette notion de maladie dans la folie,
il ne sera jamais possible de se dévoyer ; toute mesure
qui tendrait à l'obscurcir ou à altérer, dans la pratique
de l'assistance, le caractère réel de l'Asile, serait une
mesure mauvaise et funeste.

L'explosion de la folie dangereuse est une réalité ;
mais, dans la très-grande majorité des cas, les fous ne
deviennent dangereux qu'après une durée plus ou moins
longue de la maladie, sous l'influence de conditions défavorables qui l'ont aggravée et qui souvent l'ont rendue
incurable. Sevrer systématiquement de traitement les
aliénés curables, par la raison qu'ils ne sont pas dangereux, jusqu'au moment où la sécurité publique, ou leur
propre sécurité, exige la séquestration, ce serait donc
les condamner en grande partie à l'incurabilité ; en
grande partie aussi, ces malades devenus incurables
iraient tôt ou tard encombrer l'Asile et augmenter le
chiffre de sa population. Restreindre les admissions aux
seuls aliénés dangereux, ce serait donc forcément abaisser
le chiffre des guérisons, élever l'excédent des admissions
sur les extinctions par sortie et décès, et travailler fata-
lement à l'augmentation de la population de l'Asile.

Ainsi, de 1861 à 1877, à l'Asile de La Charité, le chiffre des admissions a été en progressant ; en 1876, on
comptait encore 75 admissions. En 1877, déduction faite
des aliénés de la Seine, le chiffre des admissions tombe
à 49. Eh bien, en dehors des aliénés de la Seine, la
population s'est trouvée élevée au 1er janvier 1878, par
suite de l'excédant des admissions sur les radiations par
sortie et décès.

Les moyens artificiels employés pour restreindre la population des Asiles ou ne sont pas pratiques, ou aboutissent à un résultat négatif. Le meilleur moyen c'est d'appliquer la loi selon son esprit, c'est-à-dire d'admettre d'une manière absolue tous les aliénés dangereux, dans une mesure aussi large que possible les aliénés curables non dangereux, et, dans la limite des places disponibles, les aliénés incurables non dangereux.

II. — Admissions, Sorties, Décès.

Admissions

	H.	F.	D.S.
Ont été admis pour la première fois dans un Asile	23	10	33
Ont été admis par suite de rechute	3	5	8
Par suite de sortie avant guérison	3	»	3
Par transfèrement	1	4	5
Transférés en vertu du traité avec la Seine	22	56	78
TOTAUX	52	75	127

De 1861 à 1866 on trouve une moyenne de 50,8 admissions
De 1866 à 1871 — 60,2 —
De 1871 à 1876 — 67 —
L'année 1876 a fourni un total de 75 —
Et l'année 1877 — 49 —
déduction faite des aliénés de la Seine.

La prédominance, dans les admissions, du sexe masculin sur le sexe féminin est un fait constant pour le département de la Nièvre. En effet, en vingt ans, de 1858 à 1878, sur un total de 1,144 admissions, nous trouvons 660 hommes et 484 femmes, soit, sur un total de 100 admissions, une proportion de 57,7 hommes et de 42,3 femmes.

Il est des formes d'aliénation mentale qui excluent, d'une manière absolue, la curabilité : la démence confirmée, la folie épileptique, la folie paralytique, l'idiotie et l'imbécillité, et certaines formes chroniques de folie simple (folie fruste). Sur la totalité de nos admissions (déduction faite des aliénés de la Seine), l'incurabilité absolue est représentée par la proportion de 47 pour 100.

Sorties.

	H.	F.	D.S.
Sont sortis par guérison	3	5	8
— par amélioration	1	1	2
— par évasion	1	»	1
— par transfèrement	»	1	1
— pour une autre cause . .	7	2	9
TOTAUX.	12	9	21

En comparant le chiffre des guérisons au total des admissions (nous opérons en dehors des aliénés de la Seine) nous obtenons le résultat suivant :

Guérisons	Admissions	Proportion des guérisons
8	49	16,3 pour 100

A l'asile de Stéphansfeld (Bas-Rhin), nous avons trouvé une proportion de guérisons de 34 pour 100. A l'asile de Niort (Deux-Sèvres) nous avons trouvé, pour quatre ans, une proportion moyenne de 38 pour 100 ; à l'asile de Marseille (section des femmes), pour six ans, une proportion moyenne de 23,03 pour 100.

Décès.

Le chiffre des décès s'est élevé à 44, dont 23 hommes et 21 femmes. Ce chiffre, comparé à la population moyenne, donne le résultat suivant (1) :

Décès	Population moyenne	Proportion des décès
44	377,50	1 décès sur 8,2 ou 11,6 p. 100

---

(1) La méthode la plus rationnelle à suivre pour déterminer la proportion de la mortalité dans les asiles consiste à établir le rapport du nombre des décès au chiffre de la population moyenne. La population moyenne annuelle s'obtient en divisant la somme des journées de présence par 365 ou 366.

Cette proportion, déjà faible, serait atténuée encore si on voulait opérer en dehors du contingent de mortalité fourni par les aliénés de la Seine. Les aliénés de la Seine, en effet, dont un grand nombre sont atteints de formes phrénopatiques plus ou moins promptement mortelles, viennent en général troubler la proportion normale des décès d'un asile.

Décès	Population moyenne	Proportion
30	304,85	9,84 pour 100

Résultat qui vient suffisamment témoigner en faveur des bonnes conditions hygiéniques dont jouit l'Asile et des bons soins qu'y reçoivent nos malades.

La moyenne générale des décès, déduite d'une période de vingt ans, de 1858 à 1877, est, à l'Asile de La Charité, de 10,45 pour 100.

D'après la statistique officielle publiée par la Commission métropolitaine de Londres, la proportion moyenne de la mortalité dans l'ensemble des asiles de la Grande-Bretagne, pour lesquels la population moyenne a pu être déterminée, a été, de 1854 à 1858, de 10,94 pour 100.

D'après la statistique générale de la France, de 1842 à 1858, la proportion annuelle de la mortalité dans l'ensemble des asiles a été de 13,75 pour 100. La moyenne de la mortalité trouvée par Parchappe, de 1855 à 1860, pour 13 établissements d'aliénés, a été de 10,7 pour 100. — A Niort (Deux-Sèvres), pour une période de 7 ans, de 1860 à 1866, nous avons trouvé une moyenne de 10,01 pour 100. — Pour les femmes, à l'asile de Marseille, la moyenne générale de la mortalité, déduite d'une période de 17 ans, est de 10,42 pour 100.

En 1877 nous avons eu un suicide à déplorer. Un aliéné de la Seine, du nom de Rotzinger, Charles, alsacien d'origine, atteint de monomanie, s'est suicidé en se précipitant, la tête la première, d'un premier étage. Il n'avait jamais manifesté d'impulsion au suicide, mais ne présentait qu'un délire circonscrit des persécutions. Très-soigneux de sa personne, doux, poli, quoique misanthrope et taciturne, il n'éveillait aucune méfiance. Le 9 acût, à sept heures du soir, au moment où l'infirmier était occupé à clore les fenêtres des dortoirs avant le coucher des malades, Rotzinger est parvenu à se glisser au premier étage et à se précipiter par une fenêtre. La blessure était affreuse, la tête avait porté contre le rebord en pierre de la fenêtre du rez-de-chaussée, le cerveau était à nu sur une grande étendue. La mort a été instantanée.

III. — Personnel.

ADMINISTRATION ET SERVICE MÉDICAL

Commission de Surveillance.— MM. SERVOIS, président; MINET-GALLIÉ, secrétaire; PICARDEAU, administrateur provisoire des biens des aliénés; le marquis DE MAUDUIT; DU COLOMBIER.

Directeur-médecin — Les fonctions du Directeur et du Médecin en chef sont réunies. Le caractère médical des attributions administratives est ici si évident que partout où ces fonctions peuvent être réunies elles le sont, au plus grand avantage de l'unité, de l'économie et de l'harmonie dans les détails.

Receveur et Économe. — Les fonctions de Receveur et d'Économe, autrefois réunies, ont été séparées en 1867. Cependant les mêmes raisons militent ici en faveur de la réunion, et l'on peut en parler d'autant plus à l'aise que le Receveur actuel aspire ouvertement à une retraite très-prochaine. Nous disons que, dans le cas où cette éventualité se réaliserait, il y aurait convenance à réunir la recette à l'économat. Il faut bien reconnaître que, dans notre Asile, qui manque malheureusement de pensionnat, et dont la population n'atteint pas 400 aliénés, la gestion des deniers donne lieu à un travail peu considérable, et elle serait une sinécure si elle n'était accolée à des gestions étrangères, à la recette municipale et à celle de l'hôpital. Or, l'on sait bien que le comptable d'un Asile ne peut être intéressé à aucune autre gestion. Dans quelle situation délicate, pour ne citer que cette raison, le comptable ne serait-il pas placé s'il éclatait un conflit d'intérêt entre deux administrations voisines dont il gère les deniers? Il faut cependant que, en toute circonstance, le Receveur demeure l'homme de l'Asile.

D'un autre côté, il y a solidarité trop intime entre les deux fonctions pour que, de leur réunion, ne résulte pas l'unité dans le service, au même titre que l'unité et l'harmonie naissent de la réunion des fonctions médico-administratives.

Après ces considérations, la gestion de l'économie acquiert toute son importance, et il ne faut point compter pour rien l'amélioration de la situation de l'Econome.

Aumônier — C'est M. le Curé de La Charité qui veut bien assurer le service religieux de l'Asile.

Interne. — Un Interne est adjoint au Médecin-Directeur.

SERVICES GÉNÉRAUX

Le dépensier remplit en même temps les fonctions de commis aux entrées.

Les services généraux comprennent un portier, un jardinier, un charretier, un fermier.

A la cuisine, une sœur et deux filles de service.

A la buanderie, une sœur et une fille de service.

A la lingerie, une sœur.

PERSONNEL DE SURVEILLANCE (section des hommes)

Un surveillant en chef, surveillant général des travaux, et onze infirmiers répartis entre les différentes divisions.

En comptant le fermier qui a une douzaine de malades sous sa surveillance, nous avons, du côté des hommes, douze surveillants qui, pour une population de 182 malades, donnent la proportion de un surveillant pour quinze malades.

PERSONNEL DE SURVEILLANCE (section des femmes)

Une sœur surveillante en chef, supérieure des sœurs, cinq sœurs et sept infirmières qui se partagent les différents quartiers. En comprenant la fille de service de la buanderie, nous comptons, du côté des femmes, treize surveillantes pour une population de 217 malades, soit une surveillante pour seize malades.

Nos infirmières ont un traitement uniforme et invariable de 200 francs.

Nos infirmiers sont payés suivant un traitement qui varie en raison du temps de service, de 300 à 350 et à 400 francs par an.

Communauté des sœurs. — Les sœurs se partagent le service ainsi que nous venons de l'exposer. Avec la sœur chargée de la pharmacie, elles sont au nombre de dix.

IV. — Régime des Aliénés.

Le régime des aliénés a été règlementé par un arrêté ministériel du 20 mars 1857, mais ce règlement n'est qu'un type sur lequel chaque Asile se borne à calquer son règlement propre, en tenant compte des habitudes des populations et d'autres conditions spéciales.

En ce qui concerne le pain, cet arrêté en fixe ainsi qu'il suit la quotité de ration journalière pour l'aliéné indigent.

	H.	F.
Pain pour la soupe	100	100
Pain moyen	650	500
TOTAL. . .	750	600
A l'Asile de La Charité . . .	800	650 y compris le pain de soupe.

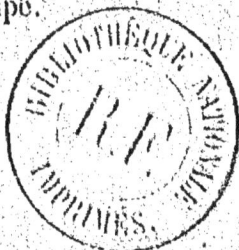

3

De toutes les influences salutaires, il n'en est pas de plus efficace pour l'aliéné que la viande donnée dans des proportions assez considérables. L'arrêté précité fixe, ainsi qu'il suit, la quotité de ration journalière de viande pour le régime commun :

Avant préparation			Après préparation	
H.	F.		H.	F.
300	250		150	130

A l'Asile de La Charité, cette quotité est fixée à :

200	180		100	90

En ce qui concerne le vin, pour le régime commun, la quantité réglementaire est de :

H.	F.
0,16 centilitres	0,12 centilitres

A l'Asile de La Charité, la quantité a été fixée à :

0,25 centilitres	0,20 centilitres

Il est deux articles pour lesquels l'adjudication donne des résultats particulièrement défavorables, la viande et le vin. La manutention du pain et de la viande, dans les grands Asiles, produit des avantages appréciables au point de vue de l'économie et de l'hygiène. Force nous est bien de recourir à l'adjudication pour ces deux articles ; il en pourrait être autrement du vin. Pour 1878, le vin a été adjugé à 29 fr. 95 l'hectolitre. Les vignobles du département nous approvisionneraient à des prix semblables. La fourniture du vin pour notre consommation excédant la production devrait s'effectuer par voie d'achat direct chez le producteur.

V. — Couchage des Aliénés

Si l'on voulait comparer le couchage de nos aliénés à celui que leur offre beaucoup d'Asiles perfectionnés, on serait obligé d'avouer qu'il laisse quelque chose à désirer.

Une paillasse est toujours un réceptacle impur ; dans certains Asiles, on y trouve des souris ou des punaises ; chez nous, nous y avons les puces et la poussière.

Le sommier élastique des hôpitaux, tel qu'on le fabrique aujourd'hui, simple, solide, élégant (nous en avons un type modèle à l'Asile) constituerait-il le luxe ?

Il ne peut être question de luxe là où il ne s'agit que de la simplification du service des dortoirs, de la propreté, de l'hygiène, du bien-être des aliénés.

A l'Asile de Niort, la Commission administrative, satisfaite de l'expérience faite de 40 sommiers que nous y avions introduits, a généralisé ce mode de couchage en en achetant du coup 400 (c'est le chiffre de la population de cet Asile modèle). Sur notre proposition, l'Asile de Marseille a également adopté le sommier.

Nous dépensons, bon an mal an, pour 8 à 900 francs de paille. Réduite à la litière de nos bestiaux, la dépense s'atténuerait notablement. La durée d'un bon sommier serait illimitée ; son prix est de 30 francs. Ne trouve-t-on pas là, pour l'avenir, des éléments d'économie à réaliser par une dépense qui, s'échelonnant sur un certain nombre d'années, ne pèserait pas sur le budget ?

VI. — Fermeture des Fenêtres.

Il y a quelque chose à dire sur la fermeture de nos fenêtres. Les fenêtres d'un Asile doivent être disposées de manière à prévenir sûrement l'évasion et la précipitation volontaire ou involontaire des malades. Pour les habitations de jour et au rez-de-chaussée, elles peuvent être constituées par des châssis ordinaires, solidement établis en bois de chêne, ferrés de manière à n'offrir aucune saillie et à fermer à clef, et divisés en carreaux assez petits pour ne point laisser passer une tête d'homme. Mais dans les habitations supérieures, il faut un supplément de précautions.

De tous les systèmes inventés pour assurer la sécurité des aliénés, il en est un qui est très-simple et qui réalise tous les avantages de la clôture permanente, en supprimant, dans la limite du possible, tous ses inconvénients. Il consiste à appuyer immédiatement la fenêtre de bois sur une grille en fer reproduisant exactement le châssis de bois pour les pleins et pour les vides, et peinte en couleur bois de chêne, de manière à dissimuler complètement les barreaux qui, de loin et même de près, simulent une véritable fenêtre. Nous avons fait établir deux fenêtres semblables.

A l'Asile de La Charité, les fenêtres sont dans un mauvais état ; beaucoup d'entre elles ont des carreaux assez grands pour permettre le passage du corps. Le soir elles sont fermées au moyen d'une chaînette ; mais cette précaution est dérisoire, témoin le suicide dont nous avons donné la relation, témoin encore cette évasion récente d'un aliéné qui, dévissant la chaînette dans le silence de la nuit s'est laissé glisser d'un premier étage au moyen de ses draps.

La sécurité n'existe donc point, surtout lorsqu'on songe au génie infernal des suicidistes. Il importerait donc de donner à ces terribles enfants, qui sont les aliénés, la sécurité qui leur est due. Le coût d'un des châssis dont nous avons parlé est de 30 francs. Disons encore, au point de vue de la sécurité des aliénés, que, dans la première division de nos deux sections, la cage de l'escalier n'est pas disposée d'après les règles et permet la précipitation des malades.

VII. — Simple Question d'hygiène.

Il est une autre question que nous ne pouvons nous empêcher de traiter ici ; elle intéresse au plus haut point l'hygiène. Nous voulons parler du service des vidanges des habitations de nuit.

A l'Asile de La Charité, comme dans beaucoup d'autres établissements, on dispose pour le service de nuit, au milieu de chaque dortoir, un vase unique de grande dimension, ou un baquet fermé au moyen d'un tampon. Inutile de dire que ce tampon ne ferme pas hermétiquement et que, le plus souvent aussi, les malades ne le replacent point. On conçoit dès lors quel peut être, vers le matin, l'air d'une habitation de nuit, vicié par des émanations de cette nature.

Un tel inconvénient est trop grave pour qu'il ne soit pas indispensable de chercher à le faire disparaître.

L'usage d'un vase de nuit pour chaque malade ne remédie pas à cet inconvénient, et il en présente d'autres qui le condamnent. Ainsi, le vase de nuit complique le service, et, par-ci par-là, il peut changer de destination et devenir projectile.

On a proposé certain baquet dont le tampon présente un rebord circulaire qui vient s'emboîter dans une rainure que l'on remplit d'eau. De cette manière, les émanations qui tendent à s'échapper viennent se dissoudre dans l'eau de la rainure et ne peuvent parvenir à l'extérieur. Mais le but n'est rempli qu'à la condition que le tampon soit rigoureusement remis en place, ce qui ne s'exécutera que rarement.

Nous proposons un système extrèmement simple que nous avons introduit à l'Asile de Marseille, où il fonctionne admirablement, et qui, à l'avantage de rendre les émanations impossibles, joint encore celui de concourir à la ventilation.

Dans les climats froids ou tempérés, où il y a nécessité de chauffer même les habitations de nuit, toutes les salles ont leur cheminée. Eh bien, à vingt centimètres du plancher, percez dans la cheminée une ouverture circulaire de 20 centimètres environ de diamètre. Adaptez contre cette ouverture, et fixez au parquet et au mur, une caisse en bois de chêne, ouverte du côté correspondant au mur, percée d'une lunette et armée en avant d'une petite portière pour l'introduction d'un vase de grande dimension. C'est là un simple siége de latrines que l'on peut embellir à volonté en lui donnant l'apparence d'un fauteuil. Pendant la nuit, même dans les pays chauds, la température de la salle étant plus élevée que celle de l'air extérieur, il y aura, par suite de l'inégalité de pression, mouvement ascendant de l'air plus chaud de la salle, à travers la cheminée, vers l'air plus frais du dehors. Ce courant d'air entraînera les émanations qui se dégagent du vase, tout en contribuant à la ventilation de la salle. Dans les habitations où manquent les cheminées ordinaires, on peut creuser dans un des murs de chaque dortoir, ou établir en fine maçonnerie, une cheminée partant du plancher pour aboutir au toit.

Un de ces appareils fonctionne à notre infirmerie des hommes.

VIII. — Distractions des Aliénés.

Les instructions qui accompagnent la circulaire du 20 mars 1857 insistent sur l'heureuse influence des distractions et des occupations intellectuelles chez les aliénés. Un Asile, en effet, ne doit pas ressembler à un couvent, la mélancolie ne doit pas en hanter le seuil, et la monotonie d'un service réglementé doit être interrompue, par-ci par-là, par quelque éclaircie d'allégresse. De temps à autre, il faut que le plus malheureux des hommes soit sollicité à s'amuser, à se distraire; c'est une aumône qu'on ne peut lui refuser.

L'abonnement à deux journaux illustrés, reliés chaque année, finira par constituer, à l'usage de nos aliénés, une bibliothèque dont son Excellence, M. le Ministre de l'Instruction publique, a encouragé la formation par l'envoi récent de cent et quelques volumes d'instruction primaire et de quelques ouvrages de médecine. C'est à l'initiative et à l'intervention personnelle de M. Servois, président de la Commission de surveillance, que nous devons cette gracieuseté de M. le Ministre.

Mais un grand nombre d'aliénés ne peuvent profiter de cette distraction que leur offre la bibliothèque, il leur en faut d'autres, d'un autre ordre, où la musique doit jouer un certain rôle. Nous avons tenu compte de ces exigences dans nos propositions au budget de 1879.

IX. — Régime spécial.

Au point de vue économique, le pensionnat constitue, pour un Asile, par suite du paiement de pensions plus ou moins élevées, une source de bénéfices considérables et un moyen d'en assurer la prospérité ; pour le département, un moyen de préparer dans l'avenir l'amortissement de la dette de l'assistance,

Au point de vue social, les clases aisées de la société, qui ne peuvent, comme les classes riches, acheter à la maison de santé privée les soins que réclame leur santé, risqueraient fort d'être sevrées des secours du traitement, si l'Asile ne se réservait les moyens de leur ouvrir ses portes. L'Asile public fait donc encore œuvre d'assistance, et c'est une obligation pour l'institution, en ouvrant, à côté de l'Asile des pauvres, un refuge accessible à toutes les fortunes, et en permettant ainsi à la société de bénéficier largement de toutes les ressources qu'offre la science et que la science ne peut donner en dehors de l'organisation des maisons spéciales de traitement.

Le régime spécial ne tient pas une place considérable à l'Asile de La Charité. Chaque section comprend trois chambres particulières, et encore ces cabinets ne sont que des habitations de nuit. Les pensionnaires n'ont point d'habitation de jour, et, en dehors de tout confortable, sont forcément en contact, pendant la journée, avec les malades indigents.

Un fait que relève notre Compte mérite d'arrêter notre attention.

Pensionnaires de première classe

Recette de 1875.	. . . .	2,708 francs
— 1876.	. . . .	1,580
— 1877.	. . . .	120

Pensionnaires de deuxième classe

Recette de 1875.	. . . .	néant
— 1876.	. . . .	1,212 50
— 1877.	. . . .	4,050

Ainsi, d'un côté, pour les pensionnaires de première classe, diminution de la recette d'année en année ; de l'autre côté, pour les pensionnaires de deuxième classe, augmentation de recette d'année en année.

Il nous semble que ces faits renferment un enseignement. Les pensionnaires de première classe nous abandonnent peu à peu. C'est-à-dire, les Asiles des départements voisins font œuvre de sagesse ; non-seulement ils sont ouverts aux malades dont l'aisance médiocre ne comporte qu'un prix de pension équivalent au prix fixé pour les pauvres, mais ils élèvent des pensionnats propres à donner refuge aux classes aisées et riches de la société. C'est sans doute vers ces Asiles que se dirigent les familles qu'éloigne notre indigence et que n'effraient point les frais de déplacement.

Le nombre de nos pensionnaires de deuxième classe augmente. C'est-à-dire, par suite de l'abaissement des préjugés et d'une meilleure compréhension des intérêts de leurs malades, les classes aisées qui ne pourraient ailleurs se procurer des secours qu'au prix de sacrifices hors de proportion avec leurs ressources, et qui ne pourraient supporter des déplacements onéreux, tendent, de gré ou de force, à affluer à l'Asile.

Nous n'avons point de pensionnat. Nous ne pouvons que formuler des regrets pour le présent, et l'espoir que, dans un avenir prochain, il sera possible de donner, de ce côté, satisfaction à tous les intérêts.

X. — Travail des Aliénés.

Le travail doit occuper une grande place dans l'existence des aliénés. La nécessité en est incontestable, tant au point de vue de l'hygiène qu'à celui des avantages économiques. Un Asile doit pouvoir utiliser toutes les aptitudes, toutes les forces vives dont il dispose. Sous ce rapport, les Asiles complets sont ceux qui, à une exploitation agricole, joignent des ateliers de travail professionnel.

Le service intérieur, les soins de propreté, l'épluchage des légumes, la buanderie, la cueillette de certains légumes, la lingerie, la confection des bas, le raccommodage, occupent un grand nombre de nos femmes.

Le lot de travail dévolu aux hommes concerne le service intérieur, les vidanges, les gros ouvrages ; un atelier de menuiserie, un atelier de serrurerie et un atelier de peinture et de vitrerie occupent quatre malades.

Enfin la culture est pour nous une ressource inestimable : 6 hectares environ d'excellents terrains maraîchers et vignobles attenant à l'Asile ; à 1,500 mètres de l'établissement, 10 hectares avec une vaste grange, une étable pour cinq vaches, une porcherie, une maison d'habitation pour douze malades et leur fermier, constituent une richesse que peuvent nous envier bien des Asiles.

On comprend que, à la faveur de semblables conditions, la santé de nos aliénés soit favorablement influencée, et c'est en partie à cette cause bienfaisante qu'il faut rapporter la proportion relativement peu élevée de notre mortalité.

4

Notre culture maraîchère satisfait, à peu de choses près, aux besoins intérieurs. Un certain nombre de hectares de vigne vient notablement atténuer la dépense du vin.

En l'état, et si l'on considère que l'étendue de la culture, dans un Asile, doit être limitée par les besoins du régime alimentaire et qu'il est sage de ne point la faire dégénérer en industrie par la vente au dehors des produits excédant les besoins, on restera convaincu que, à peu de hectares près, notre culture est suffisamment étendue. Le nombre de nos vaches pourrait être augmenté, et il serait trop utile d'avoir une basse-cour et une lapinière pour ne pas songer à organiser ces dépendances d'une ferme.

XI. — Aménagement des Eaux potables.

M. le Maire de La Charité, se fondant sur l'augmentation de la population de l'Asile, nous a demandé récemment la modification du traité relatif à la concession d'eau faite à l'Asile, dans le sens d'une augmentation du prix d'abonnement. Le Directeur, se basant à son tour sur le traité qui lie l'administration municipale pour une période de cinq ans, période qui expire le 16 décembre 1879, a opposé une fin de non-recevoir à la demande de M. le Maire.

A l'expiration des cinq années, notre abonnement se renouvellera de droit, par tacite reconduction, si le Directeur n'a pas prévenu, trois mois avant, M. le Maire de son intention de cesser l'abonnement. Il est vrai que l'article 2 de notre traité stipule que notre quantité d'eau (150 hectolitres par jour) sera mesurée au moyen d'un robinet de jauge, et que cet article est resté sans exécution; mais l'impossibilité matérielle d'établir ces robinets de jauge, par suite de l'inégalité de pression, a été constatée par un rapport officiel de l'ingénieur d'arrondissement, et il est survenu un accord amiable qui annule de fait cet article.

Notre situation vis-à-vis de la municipalité est donc assez nette. Cependant l'Asile se trouve en état continu de suspicion relativement à la quantité d'eau consommée, et la revendication de la ville au sujet de l'élevation du prix d'abonnement se reproduira sûrement sous une forme ou sous une autre. D'un autre côté, notre buanderie n'est pas alimentée par l'eau de la Loire, mais par un puits d'où il s'agit d'extraire l'eau à l'aide d'une pompe assez lourde à manier, et les terrains situés derrière l'Asile ne peuvent être irrigués par suite d'une pression insuffisante de l'eau qui ne nous arrive qu'après avoir passé par la ville.

En l'état, et pour notre plus grand avantage, n'y aurait-il pas lieu de songer dès aujourd'hui, et il ne serait que temps, à apporter des modifications à notre prise d'eau ?

Aujourd'hui que l'Asile a un libre accès jusqu'au réservoir d'eau de la ville, placé sur la hauteur en arrière de l'établissement, il ne serait ni difficile, ni très-coûteux d'y adapter notre conduite maîtresse. Pas très-coûteux, disons-nous, car les conduites en fonte qui amènent aujourd'hui l'eau à l'établissement nous appartiennent, et il ne s'agirait là que d'un simple déplacement. Cette nouvelle prise d'eau aurait des avantages importants : la pression devenant plus considérable et à peu près égale, il serait possible d'établir un robinet, d'un diamètre déterminé, débitant, dans un temps également déterminé, la quantité d'eau nécessaire. Bien mieux, l'Asile ne consommant pas, selon toute vraisemblance, 150 hectolitres par jour, il serait possible de proportionner la quantité d'eau aux besoins réels de l'établissement et, par suite, d'abaisser le prix de l'abonnement. En troisième lieu, le terrain potager pourrait être facilement et largement irrigué.

XII.

Signalons encore d'autres améliorations non moins importantes :

Un séchoir à air chaud serait une annexe indispensable de la buanderie; il pourrait être établi dans le petit bâtiment qui sert aujourd'hui à la pompe de ce service.

Le premier étage de la première division des hommes et des femmes a besoin de réparations extraordinaires; il y faudrait établir des cabinets pour les surveillants que l'on ne peut condamner à dormir d'un œil au milieu des aliénés.

Nos salles de bains sont absolument délabrées

Nous étonnerons bien en constatant que nos immenses et nombreux bâtiments ne contiennent qu'une cave, placée dans un lieu difficilement accessible, et juste assez grande pour loger les fournitures de l'adjudication, au fur et à mesure des besoins. Que notre récolte de vins s'élève, cette année, à 300 hectolitres, comme nous l'espérons, nous serons bien embarrassés de la loger. Il nous faut une grande cave, et il ne serait pas difficile de la creuser dans le tuf de nos marnières.

Il nous faut aussi un hangar pour remiser notre bois, nos brouettes, nos charrettes qui se détériorent à la pluie.

Du côté des femmes, le quartier des épileptiques mal-propres est encaissé entre une marnière et des murs. Le préau est très-malsain, l'aération ne se fait pas et nos malades en souffrent. Il s'y produit de petites épidémies d'ophthalmies et de dyssenteries. Il importerait de dégager ce préau en abattant le mur de communication avec le préau voisin, et de le remplacer par une grille. Nous considérons cette modification comme très-urgente.

Enfin, notre salle des morts est très-mal placée. Elle occupe une partie du transept de notre chapelle, par conséquent tout à proximité de l'Asile et sous les fenêtres des habitations. Il faudrait l'éloigner et la disposer suivant des règles architectoniques spéciales. Une épidémie peut survenir et cette proximité de la salle des morts constituerait un danger.

A toutes ces considérations qui concernent l'avenir, ajoutons-en quelques-unes qui regardent le présent et le passé.

Dans sa session d'avril 1878, le Conseil général a décidé que les travaux nécessaires pour l'appropriation du logement de l'économe et la construction d'une loge de concierge seraient exécutés dans le plus bref délai. L'adjudication a eu lieu le 16 juin et a donné des résultats avantageux.

Depuis le mois de juillet 1877, quelques travaux, qui ont leur importance, ont été exécutés. Ainsi notre pharmacie, complètement délabrée, a été restaurée, et ce service est aujourd'hui parfaitement organisé.

La section des hommes manquait de quartier d'agités. En réunissant deux anciennes cellules pour en faire un réfectoire, et en abattant un mur qui séparait la cour du bâtiment des cellules d'une cour voisine inoccupée, nous avons créé un quartier d'agités complet, avec habitations de jour et de nuit au rez-de-chaussée, réfectoire et chauffoir. Il ne manque que des latrines que nous n'avons pu construire par suite du départ de notre aliéné maçon.

Nos infirmeries présentent aujourd'hui un aspect qui ferait honneur à l'Asile le mieux constitué.

Tel est le programme encore incomplet des améliorations les plus urgentes à réaliser à l'Asile. Pour faire face à tant de besoins, il n'est pas trop assurément de toutes nos ressources, de toutes nos économies.

Mais notre œuvre hospitalière, instituée pour guérir ou soulager la plus grande des infortunes, peut, à ce seul titre, compter sur toute la sollicitude des hommes éclairés qui sont appelés à en régler les destinées.

En reconnaissant à l'Asile son caractère légal et son droit imprescriptible à la propriété exclusive de ses bénéfices, en lui permettant de se développer régulièrement à la faveur d'un prix de journée redevenu suffisamment rémunérateur, fixe, et non soumis aux fluctuations de la fortune de l'établissement, le département fera œuvre de prévoyance et de justice.

Dans ces conditions, il arrivera un moment où l'Asile, devenu l'honneur du département, et parvenu, en tant qu'instrument de guérison, à un état de perfection qui laissera sans emploi ses excédents de recettes, pourra proposer à son fondateur l'amortissement régulier de la dette de l'assistance par l'abaissement progressif du prix de journée.

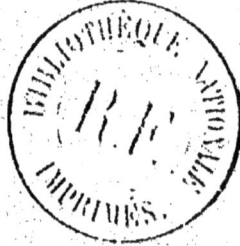

La Charité. — Imp. Demontoy.

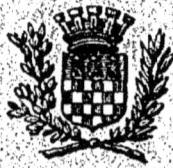